AF611105

CURES

OPÉRÉES A LYON,

PAR

LE MAGNÉTISME ANIMAL.

DÉTAIL
DES CURES
OPÉRÉES A LYON,
PAR
LE MAGNÉTISME ANIMAL,
SELON LES PRINCIPES
DE M. MESMER,
PAR M. ORELUT;
PRÉCÉDÉ D'UNE LETTRE A M. MESMER.

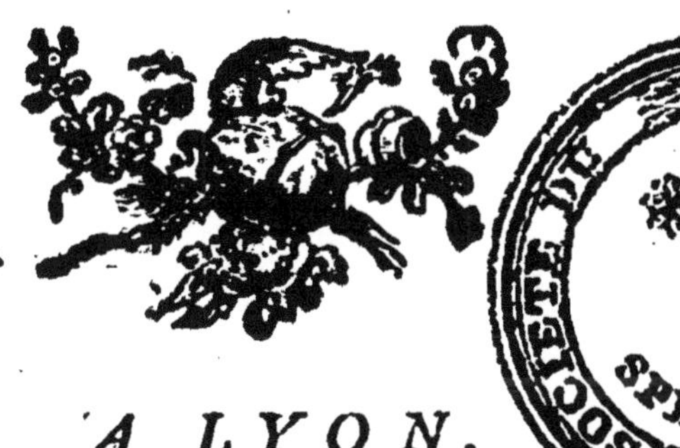

A LYON,
Chez FAUCHEUX, Imprimeur-Li
quai & maison des Célestins.

M. DCC. LXXXIV.

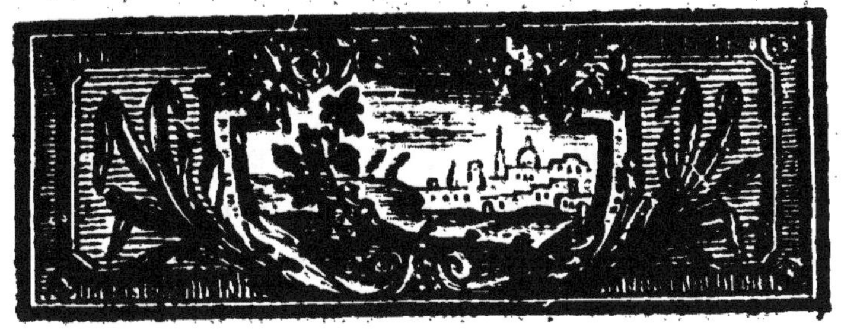

LETTRE A M. MESMER, A PARIS.

MONSIEUR,

PERMETTEZ-MOI, de vous offrir le juste tribut de ma reconnoissance, en vous annonçant les cures que j'ai opérées à Lyon, par le moyen du *Magnétisme animal*, administré d'après vos sages principes. Le détail dans lequel je vais entrer ne sauroit vous être indifférent, puisqu'il intéresse l'humanité, à laquelle vous consacrez les avantages inestimables d'une découverte qui, en illustrant ce siecle, vous désigne une place à côté de ceux qui ont éclairé & servi leurs semblables par leur génie & leurs travaux; & qui ont mérité de la postérité un titre supérieur à tous les autres, celui d'hommes utiles & bienfaisants.

En arrivant dans cette ville, j'ai trouvé les esprits dans cet état de fermentation, où les jette ordinairement la nouveauté. Quelques écrits avoient déjà excité l'étonnement du vulgaire & l'attention des savants. Ceux qui sont intéressés à soutenir l'ancienne doctrine médicale, étoient alarmés du récit des prodiges opérés par la nouvelle; & ces mêmes prodiges offroient une source inépuisable de *raisonnements & de conjectures*, à ceux qui nient la possibilité de tout ce qui passe les bornes de leur intelligence.

Telles étoient, MONSIEUR, les dispositions générales & particulieres, au moment où j'ai paru pour dissiper les doutes par les témoignages les moins suspects, pour convaincre les incrédules, & imposer silence aux détracteurs que l'intérêt ou le respect qu'ils affectent, pour les idées reçues en médecine, ont armé contre le nouveau systême.

Il ne m'a pas été difficile de satisfaire l'empressement de ceux que la curiosité attiroit en foule auprès de moi ; la simplicité des opérations, les effets sensibles de cet agent que vous m'avez appris à diriger ; le prompt soulagement de ceux qui en recevoient l'influence, m'ont obtenu la confiance d'un grand nombre de personnes. L'évidence a frappé les ennemis déclarés du *Magnétisme animal* ; c'est au temps & à la multitude des succès qu'il appartient de détruire entiérement les opinions contraires à ses progrès : il est un terme où ce qui est utile & vrai fait taire l'intérêt, & triomphe de l'erreur.

Je dois avouer, MONSIEUR, que j'ai eu la satisfaction de voir plusieurs personnes recommandables par leurs lumieres, & qui jouissent d'une réputation distinguée dans l'art de guérir, donner ici l'exemple de l'attention que mérite une découverte aussi importante que la vôtre, & chercher à se convaincre, par leur propre expérience, de son efficacité pour conserver ou procurer la santé. Elles l'ont reconnue, & se sont empressées de publier ce qu'elles éprouvoient ; & leurs suffrages ont beaucoup contribué à répandre & animer la confiance.

Cependant, MONSIEUR, il est si difficile de désabuser les partisans des préjugés invétérés ; l'empire de la coutume résiste tellement à tout ce qui tend à la détruire ; le sacrifice des opinions, qui sont le fruit d'une longue & pénible étude, coûte de si grands efforts à l'amour-propre, que les témoignages les plus respectables, & l'expérience même, sont quelquefois insuffisants pour constater les vérités les plus frappantes. Ce n'est donc qu'en luttant avec courage contre tous les obstacles, en leur opposant des preuves authentiques, incontestables & multipliées, qu'on parviendra à démontrer l'utilité du *Magnétisme animal.*

Ce sont ces motifs, MONSIEUR, qui m'ont déterminé vous à adresser le détail de plusieurs cures que j'ai faites en cette ville, depuis environ deux mois, & de quelques maladies que j'ai entrepris de guérir. J'ai décrit leurs symptômes & les effets successifs des crises, sur les sujets que j'ai traités, & dont j'espere le rétablissement parfait. J'ose croire que vous approuverez les vues qui m'ont décidé, & que vous agréerez l'hommage de mes premiers succès. Je m'empresse de vous le rendre publiquement, en vous renouvellant les assurances des sentiments que je vous ai voués, & du respect avec lequel j'ai l'honneur d'être,

MONSIEUR,

Votre très-humble & très-obéissant serviteur,
ORELUT.

CURES

OPÉRÉES A LYON,

PAR

LE MAGNÉTISME ANIMAL.

RIEN n'eſt plus propre à faire l'apologie du *Magnétiſme animal*, que le détail des cures opérées par le ſecours de cet agent. C'eſt en expoſant les effets ſalutaires qu'il a produits ſur ceux qui ont eu recours à moi, que j'en ferai connoître les précieux avantages. Les guériſons répondront à la critique ; elles déſarmeront, ou du moins elles feront taire l'envie. Je rapporterai des faits connus, certains & authentiques ; il faudra que les détracteurs du *Magnétiſme animal* m'oppoſent des faits contraires, & qu'ils me convainquent de menſonges, ou qu'ils ſe réduiſent à garder le ſilence. Au reſte, je ne ſuis pas pas aſſez téméraire, pour vouloir me meſurer avec eux dans l'art de bien dire : je leur céde volontiers le prix de l'éloquence. Et s'ils m'attaquent dans leurs écrits, je ne leur répondrai que par de nouveaux efforts, pour multiplier les guérisons : ce genre de combat est le seul où j'ambitionne la victoire.

C'est dans ces dispositions que j'entreprends le détail des maladies que j'ai traitées. Je prie ceux qui me liront de considérer les choses, plutôt que les expressions, & de pardonner les négligences de mon style en faveur de mes occupations multipliées. Comme les termes de l'art n'auroient pas été intelligibles pour tous les lecteurs, j'ai eu soin de les écarter, autant qu'il m'a été possible. Les maladies que j'ai guéries sont caractérisées de maniere à être aisément reconnues de ceux qui pourroient être attaqués des mêmes maux.

Mademoiselle M******, que la singularité de sa maladie a fait connoître d'un grand nombre de personnes en état d'attester les faits dont on va rendre compte, étoit, à l'âge d'environ quarante ans, affligée depuis plus de quatorze ans, d'une foule de maux. Le plus étonnant, étoit un assoupissement périodique qui duroit toujours six ou sept mois, avec perte des facultés intellectuelles & engourdissement des membres : elle n'étoit rappellée que très-difficilement à l'usage des fonctions nécessaires au soutien de la vie ; & pendant qu'elle étoit dans cette espece de réveil, elle avoit les yeux égarés; la mélancolie étoit peinte sur tous ses traits; elle ne connoissoit qu'imparfaitement ceux qui l'environnoient, & retomboit bientôt dans son premier état. Je fus appellé auprès d'elle par sa famille : j'employai le *Magnétisme animal*, dont l'efficacité fut si prompte, que, dans moins d'un quart-d'heure, la malade revint comme d'un profond sommeil. Les yeux s'éclaircirent, la tête fut débarrassée, la physionomie s'anima, les membres s'assouplirent, la gaieté reparut; enfin, la Dlle. M****** reçut, une nouvelle existence : elle en étoit privée alors depuis cinq mois.

La singularité de cette maladie permet quelques réflexions sur ses causes. On est fondé à croire que les assoupissements dont on vient de parler, étoient occasionnés par une humeur âcre ; qui se portoit successivement sur toutes les parties du corps, & produisoit des accidents plus ou moins graves, suivant les organes qui en étoient affectés. Fixée à la poitrine, la malade étoit fortement oppressée, & avoit une toux convulsive & sans expectoration ; parvenue au bas-

bas-ventre, elle occasionnoit une tension douloureuse dans cette partie, & la malade avoit des coliques violentes, qui ne lui laissoient presque point de repos : elle étoit souvent dans cet état pendant quinze jours. De là l'humeur se portoit aux bras ou aux jambes, & y causoit des érésipelles.

Mais, c'est sur-tout à la tête que cette humeur produisoit les effets surprenants que j'ai décrits, & donnoit lieu à cette espece de léthargie dans laquelle la malade étoit plongée; en sorte que sa vie étoit partagée entre les douleurs les plus vives, & un sommeil qui la rendoit presque insensible. En continuant le traitement pendant huit jours, la Dlle. M***** a repris ses forces, & rien n'annonce encore le retour de la situation cruelle où elle a été pendant quatorze ans; quoiqu'elle eût dû, pour le prévenir, continuer le traitement qu'elle a négligé, par l'impatience de jouir d'un bien-être qu'elle recouvroit contre son espérance.

M. Riboud, conseiller à l'élection de Bourg en Bresse, & résidant à Poncin, âgé d'environ soixante ans, avoit eu, depuis huit jours, une attaque de paralysie qui affectoit tout le côté droit : il éprouvoit des douleurs de tête, des tintemens d'oreille & des vertiges, qui ne lui permettoient pas de considérer attentivement aucun objet. Dans cet état, il fut transporté au traitement : après l'avoir subi pendant quatre jours, le pouls devint d'abord plus fréquent, l'embarras de la tête augmenta, ce qui me fit présumer une crise prochaine; il survint des évacuations par les selles, les urines & la transpiration, qui diminuerent les accidents & rétablirent les forces dans les membres paralysés, au point que M. Riboud parvint à se soutenir sur sa jambe malade, & à agir plus librement. En continuant le traitement pendant un mois, il a obtenu une guérison entiere ; il marche sans appui, & jouit actuellement, dans le lieu de sa résidence, d'une santé aussi parfaite que s'il n'avoit jamais eu d'attaque.

Madame Orsel, agée d'environ vingt ans, d'une constitution délicate, & chez qui la sensibilité du genre nerveux avoit été beaucoup augmentée par les incommodités qu'elle avoit essuyées pendant sa grossesse, étoit accouchée depuis quarante jours, lorsque je fus appellé par M. son mari. Elle éprouvoit des spasmes continuels ; elle ressentoit une vive douleur dans l'estomac ; elle avoit des maux de cœur & des envies de vomir fréquents. On avoit employé inutilement plusieurs émétiques, & beaucoup de médecines. L'abattement des forces, & la perte absolue de l'appétit, aggravoient encore sa situation. Une humeur laiteuse portée vers l'estomac, avoit été regardée, par ceux aux soins de qui la malade avoit été confiée, comme la cause de ces accidents.

Le premier effet du *Magnétisme* a été de rappeller les douleurs de l'estomac, le tremblement convulsif des machoires, & d'exciter des contractions involontaires de tous les muscles : à cet état succédoit une transpiration abondante qui ramenoit le calme à la malade avec le désir d'éprouver une autre crise pour hâter sa guérison ; désir que tous les malades témoignent pendant le traitement, & qui établit une grande différence entre le *Magnétisme animal*, & les remedes ordinaires qui inspirent l'aversion & le dégoût.

L'intérêt qu'un grand nombre de personnes prenoient à la maladie de madame Orsel, en attiroit beaucoup auprès d'elle, dans les moments où je provoquois les crises, & notamment des gens qui exercent avec distinction l'art de guérir, & qui ne pouvoient s'empêcher d'applaudir aux succès de l'agent que j'employois pour opérer cette cure, & aux progrès sensibles de la guérison dont ils étoient les témoins.

M. Bougnols, ancien agent de change, âgé d'environ cinquante ans, affecté, depuis huit mois, d'une dartre éréspélateuse, qui occupoit une partie des lombes du côté gauche, avec douleur & inflammation, s'est présenté au traitement : après l'avoir suivi avec assiduité pendant un mois, les symptômes ci-dessus ont disparu totalement ; il en a été de même des taches blanches, vestiges d'anciennes éruptions, qui annonçoient un vice dartreux, dont le principe a été radicalement détruit par l'influence du *Magnétisme*.

M. l'abbé Arnaud fut attaqué, il y a environ six mois, de convulsions extraordinaires & presque continuelles, aux extrémités inférieures, ce qui lui faisoit craindre une attaque de paralysie semblable à celle qui a terminé les jours d'une de ses sœurs. Cette maladie avoit été traitée sans aucun succès par les remedes ordinaires; les membres s'affoiblissoient de jour en jour; les plus légeres causes procuroient le retour des convulsions, ce qui forçoit le malade à s'arrêter dans le lieu où il se trouvoit au moment qu'il étoit surpris par ces attaques. Cinq semaines de traitement ont suffi pour faire cesser tous les accidents, & pour faire espérer au sieur Arnaud une guérison parfaite.

M. Marteau, demeurant en cette ville, âgé d'environ vingt-deux ans, ayant une fievre quarte depuis neuf mois, avec une obstruction considérable à la rate, le ventre très-gonflé, les jambes œdémateuses, avec une douleur très-vive au foie, m'appella pendant l'un de ses accès; je le touchai pendant cinq minutes, il éprouva sur le champ des maux de cœur, suivis d'une évacuation par les selles. Pendant la durée de l'accès, qui fut plus fort que les précédents, la transpiration fut des plus abondantes, & après l'accès, les urines furent copieuses & chatgées de beaucoup de sédiments. Je continuai le même procédé pendant trois accès, les effets furent à peu près les mêmes; & au quatrieme, la fievre cessa.

Il restoit à résoudre l'obstruction de la rate, & à débarrasser le foie de l'humeur bilieuse qui l'obstruoit : le malade recouvra assez de forces pour se transporter chez moi, où après avoir suivi le traitement pendant un mois, tous les symptômes se sont évanouis, & sa santé a été si parfaitement rétablie, que l'embonpoint a succédé au marasme, & l'appétit au dégoût pour les aliments. Le teint s'est éclairci, les jambes se sont raffermies, l'enflure a disparu, & l'état du malade est tel aujourd'hui, que ceux qui l'ont vu pendant sa maladie ont peine à le reconnoître.

Quelques jours après mon arrivée à Lyon, j'eus la satisfaction d'y recevoir madame Richard ma parente, qui venoit du Bourg-Argental, pour se confier à mes soins, & recourir au traitement, pour être guérie des maux d'estomac qu'elle ressentoit depuis quatre ans, & qui avoient pour cause une humeur laiteuse.

Le premier jour du traitement, elle eut un accès de fievre qui dura pendant quatre heures, & se termina par une transpiration qui exhaloit la même odeur que celle qui se fait sentir dans les suites de couches. Deux jours après, il y eut une éruption de boutons rouges & enflammés, qui vinrent à suppuration, & firent cesser la douleur de l'estomac. Au sixieme jour, il survint une crise par les selles, qui furent des plus abondantes & des plus salutaires; puisque la malade, après quinze jours de traitement, a été entiérement rétablie, & a pu se rendre dans le sein de sa famille, où elle jouit d'une santé parfaite.

Mademoiselle Deboissieu, âgée d'environ vingt-deux ans, résidant au Péage de Roussillon, s'est rendue en cette ville pour être traitée d'une maladie grave, survenue à la suite d'un rhumatisme qui affectoit tous les membres, & dont la durée avoit été très-longue. Elle éprouvoit depuis près de trois ans, un vomissement si fréquent, qu'elle rendoit toujours, dans l'intervalle d'un repas à l'autre, la nourriture qu'elle avoit prise. Elle ressentoit des déchirements dans l'estomac, & une chaleur si dévorante, qu'elle la comparoit à celle d'un brasier. Une maigreur extrême avoit succédé à l'embonpoint qui lui étoit naturel; elle avoit perdu l'enjouement ordinaire à son âge : tous ces symptômes faisoient craindre des obstructions, & annonçoient une dépravation de tous les sucs digestifs.

Depuis cinq semaines qu'elle assiste au traitement avec d'autant plus d'assiduité qu'elle a établi son logement chez moi, il y a un changement si avantageux, qu'il peut être regardé comme une guérison assurée; & ce qui la caractérise, c'est la cessation du vomissement depuis quinze jours, la facilité avec laquelle les digestions se font, le retour de l'embonpoint, & sur-tout la liberté de prendre des aliments, qu'elle ne pouvoit pas même supporter avant sa maladie.

Il m'eût été aisé de citer un plus grand nombre de cures; mais celles que je viens de décrire m'ont paru suffisantes; d'autant mieux qu'il n'y a guere que deux mois que le traitement est établi à Lyon. Je me suis borné à citer un seul exemple dans chaque espece de maladie. Plusieurs personnes n'ayant pas voulu être nom-

mées,

mées, il ne m'a pas été possible d'exposer leurs maux, & l'influence du *Magnétisme* sur elles. Les détails auroient peut-être paru suspects, n'étant pas appuyés par leur propre témoignage. Je vais maintenant décrire quelques maladies qui, sans être parfaitement guéries, me font espérer un succès parfait.

Le fils de M. le Marquis de Meximieux, âgé de onze ans, eut, dès sa plus tendre enfance, un rhumatisme général, dont les retours fréquents ont occasionné les plus vives alarmes. Deux mois avant mon arrivée à Lyon, il éprouva, pendant une nuit, une douleur aiguë dans la poitrine, avec une fievre & une oppression violente : on crut que l'humeur rhumatismale étoit la cause de ces accidents, & pour la détourner, on appliqua le vésicatoites qui firent cesser la douleur; mais il survint une palpitation de cœur continuelle, & si forte, qu'elle étoit sensible à la vue. Le malade perdit bientôt ses forces, la voix s'altéra, le visage devint pâle & plombé. Au moindre mouvement, l'oppression augmentoit; la rate étoit gonflée & douloureuse; le malade étoit dans un tel état de dépérissement, que j'hésitois à entreprendre sa guérison. Il falloit toute la confiance que m'inspiroient les cures surprenantes que j'avois vu opérer chez M. Mesmer ; il falloit encore la connoissance que j'avois de l'empire puissant que cet agent exerce sur la premiere jeunesse, pour me déterminer à donner mes soins à M. de Meximieux.

Je commençai d'abord par faire supprimer un cautere qui ne procuroit aucun soulagement : j'employai le *Magnétisme*, & peu de jours après, le malade fut en état de se rendre au traitement ; il y eut un mieux sensible. Depuis un mois la palpitation du cœur est diminuée, les forces & l'appétit sont revenus, la respiration est devenue plus facile, & la voix plus forte. La situation de M. de Meximieux promet une guérison prochaine, & répand déja l'alégresse dans sa famille, dont il est la plus chere espérance, & qui étoit menacée de le perdre.

Les demoiselles Montaland, âgées, l'une de vingt ans & l'autre de dix-huit, eurent, il y a environ une année, un frayeur qui excita un tel ébranlement dans tous le systême nerveux, qu'elles eurent des convulsions terribles, avec perte de connoiſſance, & des mouvements ſi extraordinaires & ſi violents, qu'il falloit, nuit & jour auprès d'elles, pluſieurs perſonnes pour prévenir les accidents auxquels elles étoient expoſées. Les accès étoient fréquents, & ne laiſſoient entr'eux que de courts intervalles.

Les ſaignées répétées, les bains & tous les calmants n'avoient produit qu'un foible ſoulagement. Le bruit le plus léger, la moindre ſurpriſe, rappelloit les accès; ce qui arrivoit ſouvent dans le même jour.

C'eſt dans cet état que les demoiſelles Montaland ont eu recours à moi. Depuis un mois & demi que je les traite, elles éprouvent un changement ſi heureux, qu'elles peuvent ſe rendre chez moi, & ſoutenir, ſans éprouver des convulſions, non-ſeulement le bruit qui s'entend ordinairement dans les rues; mais encore celui qui eſt occaſionné par l'aſſemblée nombreuſe qui aſſiſte au traitement.

Mademoiſelle Broſſar, âgée de ſept ans, eut à deux ans un dépôt de raches ſur les oreilles qui fluerent pour lors, & dont l'écoulement ne fut pas entretenu avec aſſez de ſoin

Sa suppression donna lieu à une surdité qui augmenta par degrés. Elle a été présentée au traitement. Dans les premiers jours, l'écoulement des oreilles se rétablit, mais il ne fut pas de longue durée, en sorte que la surdité ne fut point diminuée. Au vingtieme jour, il y eut une crise plus heureu[illegible] que la premiere; la malade eut la fievre pendant trois jours, avec vomissements de bile verte & de beaucoup de glaires; il y eut aux levres une éruption de boutons qui suppurerent pendant quelques jours. Actuellement elle entend mieux, & répond lorsqu'on lui parle à voix ordinaire; elle continue de venir au traitement, & le succès qu'elle a déja obtenu par un mois d'assiduité, fait espérer une guérison complette.

En considérant ce tableau des effets du *Magnétisme animal*, dans les différentes maladies, effets qui ne seront point désavoués par ceux qui les ont éprouvés, il est permis d'espérer, pour le bonheur de l'humanité souffrante, qu'on ne rangera pas cet agent dans la classe des remedes qui n'ont qu'un instant de célébrité, & qui sont soumis aux vicissitudes de la mode & du caprice. C'est un principe puiſſant, agiſſant ſans ceſſe, rempliſſant la nature, influant ſur tous les êtres : il les anime, il les vivifie, il répare & conſerve les forces, rétablit l'équilibre des humeurs, rappelle à la ſanté, donne à la jeuneſſe plus de vigueur, prévient les infirmités qui accablent la vieilleſſe, recule les bornes de la vie, & rend les derniers moments de notre exiſtence moins douloureux & moins terribles.

Ce n'eſt point un enthouſiaſme aveugle ou inſenſé qui me tranſporte & m'inſpire. J'atteſte les nombreux témoins des prodiges opérés par le *Magnétiſme*. En eſt-il un ſeul qui, voyant la nature obéiſſante au ſignal que lui donne M. Meſmer, n'ait pas été ſaiſi d'admiration ? Ce ne ſont point de vaines promeſſes, des preſtiges trompeurs, de faux pronoſtics ; ce ſont des criſes dirigées à volonté, qui retracent les accidents, les ſenſations & les maux qu'on a éprouvés ; & quand le *Magnétiſme* ne ſeroit, dans bien des cas, qu'un flambeau dont la clarté pénétreroit dans les replis les plus ſecrets du corps humain, & nous feroit ſeulement connoître les maladies qui l'attaquent & le détruiſent, il ſeroit encore l'un des plus grands bienfaits du génie. Combien de malades ſont expoſés chaque jour aux plus grands dangers, malgré le zele & les soins des gens les plus experts dans l'art de guérir ; par la difficulté qu'ils éprouvent à reconnoître la cause & le siege des maladies qu'ils traitent !

Il est sur-tout un avantage inappréciable, qui rend le *Magnétisme animal* supérieur aux agents ordinaires. Il pourroit être insuffisant pour ranimer la nature expirante, dans un corps débile & usé par des maladies graves & invétérées ; mais jamais il ne sera funeste, jamais il n'épuisera les forces & le temperament, en procurant une santé factice pour occasionner ensuite des maux terribles, qui sont souvent l'effet des remedes qu'on a été forcé d'administrer pour en guérir de moins dangereux. Ce ne sont point des miracles que le *Magnétisme* opére ; il ne peut pas créer des organes ; mais il rétablit & conserve ceux que les accidents ont altérés.

Puissé-je contribuer à répandre les influences de cet agent salutaire ! Puissent mes succès encourager ceux qui auront besoin de recourir à lui pour être soulagés ! Des hommes dont la réputation est établie, & qui joignent aux talents & à l'étude de la médecine, cet esprit étendu & libre, qui est ennemi des préjugés, ont adopté le systême mesmérien, & concourent avec moi à démontrer par des cures, son utilité & son importance. Le temps approche sans doute où il sera généralement reçu ; & alors, il n'y aura qu'une voix pour célébrer son auteur. Heureux si étant secondé par les travaux de MM. Faissole, Grandchamp & Bonnefoy, je puis coopérer avec eux à des fonctions si intéressantes pour l'humanité ! De tels collegues soutiennent & animent mes espérances ; ils ne peuvent qu'exciter la confiance qu'ils ont déja méritée, par les preuves multipliées qu'il ont données de leurs lumieres, & d'une expérience consommée dans l'exercice de leur profession.

FIN.

APPROBATION.

Vu & approuvé. A Lyon, le 8 Juin 1784.
Signé BRUYS DE VAUDRAN.

PERMISSION.

Vu l'approbation, permis d'imprimer. A Lyon, le 9 Juin 1784.
Signé BASSET, *Lieut. Gén. de Police.*

www.ingramcontent.com/pod-product-compliance
Ingram Content Group UK Ltd.
Pitfield, Milton Keynes, MK11 3LW, UK
UKHW020400250726
13967UKWH00005B/2399

9 782011 942746